脐灸

任知波◎主编

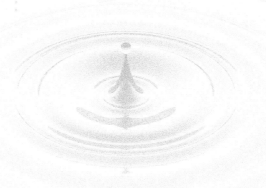

浙江大学出版社
ZHEJIANG UNIVERSITY PRESS
全国百佳图书出版单位

图书在版编目(CIP)数据

脐灸 / 任知波主编. — 杭州：浙江大学出版社，
2019.1（2024.10重印）
ISBN 978-7-308-18496-0

Ⅰ．①脐… Ⅱ．①任… Ⅲ．①艾灸 Ⅳ．①R245.81

中国版本图书馆CIP数据核字(2018)第179001号

脐灸

任知波　主编

责任编辑　季峥（really@zju.edu.cn）

责任校对　王安安　张振华

封面设计　杭州林智广告有限公司

出版发行　浙江大学出版社

　　　　　　（杭州市天目山路148号　　邮政编码　310007）

　　　　　　（网址：http://www.zjupress.com）

排　　版　杭州林智广告有限公司

印　　刷　广东虎彩云印刷有限公司绍兴分公司

开　　本　880mm×1230mm　1/32

印　　张　3.5

字　　数　70千

版 印 次　2019年1月第1版　2024年10月第11次印刷

书　　号　ISBN 978-7-308-18496-0

定　　价　30.00元

前　言

　　脐灸疗法是中医艾灸疗法中的一种，即在脐上隔药灸，利用肚脐皮肤薄、敏感度高、吸收快的特点，借助艾火的纯阳热力，使药力透入肌肤，刺激组织，以调和气血，疏通经络，从而达到防病健体的目的。它具有绿色自然、简单易行、效果突出等诸多优点，是一种不可多得的现代绿色养生方法。

　　本书是我多年的临床实践、经验的积累和总结，在编写过程中进行了数次内容增加和修订，每次均有不同的心得体会。在此过程中，也得到了我的团队成员及业界同仁的鼎力支持，在此深表感谢！

　　本书共分6章，从脐灸的起源、原理、特点、作用，脐诊，脐灸用药，到脐灸的操作、常见病症的治疗与分析等，全面完整地阐述古法脐灸的神奇之处。我希望这本书就像是一份脐灸说明书，精简文字，抛弃冗余，从临床实践的角度让学习者开卷既有所收获，从而快速了解脐灸。

感谢吕朝霞老师在我写书的过程中给予的中肯建议，并提供了诸多妇科常见病案例，我想这也是广大脐灸爱好者、从业者十分需要的内容。本书尚有许多不足之处，望广大读者能给予批评指正，以期共同进步。

任知波
2018年10月于青岛

目 录

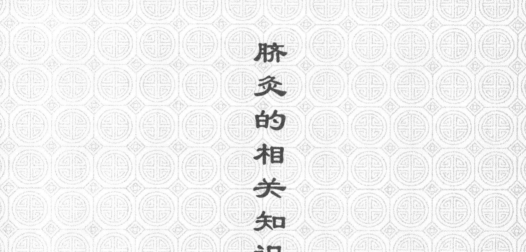

第一章

脐灸的相关知识

第一节 脐疗法的起源

中医博大精深，源远流长，为我们民族之繁衍与昌盛作出了巨大贡献。即使在现代医学日益发达的今日，中医在保障人民健康上也依然发挥着重要作用。

从历代中医相关文献中可知，脐疗法肇端于先秦时期，后经汉晋南北朝及隋唐时期的初步发展，又经宋金元至明清时期形成较为成熟的理论体系。随着中医事业的发展，到近现代，脐疗法受到中医学界和大众的普遍关注，得到进一步的发展。脐疗法的发展历程如下。

一、脐疗法的萌芽阶段

殷商时期，已有太乙真人熏脐防病治病法和彭祖蒸脐法的相关传说。《黄帝内经》和《难经》中有许多关于脐的理论论述，这为脐疗法的发展提供了充分的理论依据。如《黄帝内经·素问》载："督脉者……其少腹直上者，贯脐中央，上贯心，入喉，上颐，环唇。"《黄帝内经·灵枢》载："胃足阳明之脉……其直者，从缺盆下乳内廉，下挟脐，入气街中。"《难经》载："中焦者，在胃中脘，不上不下，主腐熟水谷，其治在脐旁。"这些经典论述为脐疗发展奠定了丰厚的理论基石。马王堆汉墓中《五十二病方》的出土，更为脐疗法提供了文字证据，其中记载了"治齐（脐）"法，即在脐部填药、敷药、涂药等。

在此时期，虽有关于脐疗法的传说，但并没有详细文字记载。《黄帝内经》和《难经》中虽对脐部和灸疗法相关理论做了论述，但没有针对脐疗专门论述，且对脐疗法的药物应用、临床适应证及禁忌证都没有详细论述。

二、脐疗法的发展阶段

后世医家在《黄帝内经》和《难经》的理论论述基础上，不断对脐疗法进行补充和完善。东汉张仲景《金匮要略》载："凡中暍死，不可使得冷，得冷便死。疗之方：屈草带，绕暍人脐，使三两人溺其中，令温。亦可用热泥和屈草，亦可扣瓦碗底按及车缸以着暍人，取令溺，须得流去。此谓道路穷卒无汤，当令溺其中，欲使多人溺，取令温。若有汤便可与之，不可泥及车缸，恐此物冷。暍既在夏月，得热泥土、暖车缸，亦可用也。"此为治疗热毒侵入所致暑厥的脐疗法。

魏晋南北朝时期，各医家在前人总结的医理和经验的基础上，进一步扩大脐疗法的临床应用范围，并将其应用于卒中、腹痛、水肿、绝子及霍乱的临床治疗中。他们还指出脐宜灸禁刺，并逐渐形成以灸法为主的操作方法。晋代皇甫谧《针灸甲乙经》载："水肿大脐平，灸脐中，无理不治。"晋代葛洪《肘后备急方》载："救卒死，或先病痛，或常居寝卧，奄忽而绝，皆是中死。救之方：……灸脐中，百壮也。"

隋唐时期，脐疗法相关理论和临床应用均得到进一步发展。唐代孙思邈《备急千金要方》载："病寒冷脱肛出，灸脐中，随年壮"，即灸脐法；"治妊娠遭时疾，令子不落方：取灶中黄土，水和涂脐，干复涂之"，即涂脐法；"少小中客之为病……欲疗之方：用豉数合，水拌令湿，捣熟丸如鸡子大，以摩儿囟及手足心，各五六遍，毕，以丸摩儿心及脐，上下行转摩之，食顷，破视其中，当有细毛，即掷丸道中，痛即止"，即摩脐法；"治小儿脐赤肿方：杏仁（半两）、猪颊车髓（十八铢），上二味先研杏仁如脂，和髓敷脐中肿上"，即药物敷脐法。由此可见，孙思邈当时已运用组方敷脐法对相应疾病进行治疗。唐代王焘《外台秘要》载："《肘后》疗霍乱苦绞痛不止方：姜（二累）、豉（二升），合捣中分为两，分手捻令如粉，熬令灼灼尔更番以熨脐中，取愈。"

在此时期，脐疗法从最初仅是理论方法，逐步被应用于临床实践，应用的药物和适用的病症均进一步增加，但同时

5

还应注意到，此时脐疗法大多还处于较为简单的应用水平，需后世医家对其予以进一步补充。

三、脐疗法的成熟阶段

宋金元时期，脐疗法进一步发展，各医家医籍中脐疗法的相关记载很丰富。据典籍记载，脐疗法由以往单一灸法发展到多种灸法结合运用，以提高临床治疗效果，选用的药物进一步扩大，适用的病症也有所增加，同时还将脐疗法应用于急症治疗过程中。

此时期较有影响力的属王怀隐等编著的《太平圣惠方》。此书为集众民间实效验方而成，在编著过程中，每首方、每味药均经过众位医家反复考证，故方药选用精当。且收录的方药中明确指出各药物的剂量、炮制方法、运用方法及注意事项等，多有很好的临床疗效。

同时期的另一本官修著作《圣济总录》对脐疗法的发展也有较大的影响。该书由宋徽宗敕撰，书中收录众多敷脐方法，其中包括药物选用、脐疗方法选用、治疗适应证等内容。

此阶段，脐疗法主要应用于泄泻、霍乱、腹痛、腹满、小儿诸疾（如腹泻、脐部病患等）、大小便不通、便秘、口舌生疮、中风、中暑、昏迷等病症，且从医籍记载中可知，脐疗法的临床效果较好。

明清时期，脐疗法得到了广泛应用，有关脐疗法的相关文字典籍记载非常多，特别是清代，脐疗法的运用已经很成熟。

明代李时珍在《本草纲目》中除了收集宋以前治疗疾病的脐疗法外，还扩增了以五倍子研末填脐治疗盗汗、淋证、自汗、水肿，以水调黑牵牛末敷脐治疗夜啼，以萝卜贴脐治疗脱肛，以蓖麻子贴脐治疗阴脱等阴病的方法。脐疗适应证进一步扩大。

明代龚廷贤在《寿世保元》中亦记载治疗阴证的相关脐疗方剂，进一步论证脐疗法治疗阴证疗效确切。

明代张景岳《类经图翼》和《景岳全书》中有许多关于隔物灸脐疗法的内容，并在相关篇章中对脐部的生理重要性做了论述。如《类经图翼》中举例说明了各经脉与脐部的联系和重要性。《景岳全书》载："灸非风卒厥危急等证，神阙：用净盐炒干，纳于脐中令满，上加厚姜一片盖定，灸百壮至五百壮，愈多愈妙，姜焦则易之。或以川椒代盐；或用椒于下，上盖以盐，再盖以姜灸之，亦佳。"可见此时隔物灸脐疗法已被广泛应用到临床治疗中，且多种方法往往配合使用。

清代赵学敏《串雅外编》中收集的相关脐疗方法比较简便易行，多来自民间草医，但往往可获得奇效。

清代陶承熹《惠直堂经验方》中记载了诸多脐疗法，其中对熨脐法尤为重视，如描述了姜熨脐法、盐熨脐法、热水熨脐法等，同时将脐疗法应用于内、外、妇、儿科中。

在清代诸多典籍中，影响最大的当属清代吴师机所著《理瀹骈文》。作为一部外科专著，其不仅对脐疗法的药物选择、方剂使用、用法用量、操作方法、塑形基质、适应证、禁忌证及相应辨证施治原则、治疗机制等各个方面进行了详细的阐述，为脐疗的规范化作出了巨大贡献；而且进一步总结了历代脐疗方法，对其进行整理分类，记载涂脐法、敷脐法、贴脐法、纳脐法、填脐法、熏脐法、灸脐法及熨脐法等，并对相应验方和适宜病症进行总结与扩充，提出自己独到的见解，将治疗病症进一步扩大至内、外、妇、儿、皮肤和五官科等。对脐疗法而言，这是一次承前启后的较为全面的总结，是脐疗法成熟阶段最显著的标志。

四、现代脐疗法的发展

中华人民共和国成立后，国家重视并大力支持中医事业的发展，脐疗法亦受到中医学界和社会各界广泛关注，其发展进入一个全新的时期。在中国知网、万方等数据库中可检索到很多脐疗相关文献，研究方向涉及脐疗法运用药物研究、机制研究、操作方法研究及临床报道研究等。这些研究使脐疗法进入一个崭新的全面发展阶段。与此同时，出现了一批具有较大影响力的脐疗法专著，如《中华脐疗大成》《中医脐疗大全》《敷脐妙法治百病》等，这些专著亦推动其进一步发展，使其理论基础和临床应用更趋系统化和规范化。

近年来，有关脐疗法作用机制方面的研究取得了显著进展。贺振泉等提出脐疗机制新解——"经络筋膜说"，认为脐疗法的根本是筋膜联系，通过脐疗法可以进一步改善脏腑及组织生理活动、病理变化，最终起到防治疾病的目的。临床研究证实脐疗法具有温经散寒、消瘀散结、祛寒除湿、温肾壮阳、益气扶阳及拔毒排脓等作用。梁伍等通过对现代脐疗法临床应用进行综述，认为药物敷脐疗法具有提高机体免疫力、抗衰老、抗肿瘤、调节自主神经功能、改善微循环的作用。临床中，脐疗法不仅广泛应用于寒证、湿证、痛证治疗中，还借助其温热之力配合药物作用达到引热邪火毒外出的功效，故临床中也适用于治疗部分热证。现今，脐疗法的应用形式在原有的基础上得到进一步发展、改进和完善。

据文献报道，脐疗法已被广泛应用于内、外、妇、儿、五官、皮肤科等100多种相关疾病的治疗，且均取得较为满意的临床疗效。相信随着对脐疗法研究的深入和拓展，其临床应用范围还将进一步扩大。

第二节 脐灸的原理

脐灸是脐疗法的一种，即在脐上隔药灸，利用肚脐皮肤薄、敏感度高、吸收快的特点，借助艾火的纯阳热力，使药力透入肌肤，刺激组织，以调和气血，疏通经络，从而达到防病健体的目的。

一、"脐"是什么

1. 中医理论

脐为任脉之要穴，名曰"神阙"。脐居大腹中央，内通五脏，外达四旁，且前贯任脉，后应督经，根系于肾、命门，故为人身之重要枢纽。

脐位于腹正中央，为冲脉之所系、元气归藏之根，故有"脐为五脏六腑之本"之说。《厘正按摩要术》载："脐通五脏，真神往来之门户也，故曰神阙。"《诊病奇侅》曰："夫脐之凹也，是神气之穴，为保生之根。环中幽深，轮廓平整，徐徐按之有力，其气应手者，内有神气之守也；若软柔如绵，按之其气不应者，其守失常也；突出而凸，气势在外者，其守不固也；至于弱如泥者，其命必不远，何得永保天年乎？"

脐又为生气之源，因脐关乎肾，连及命门。《难经》曰："脐下肾间动气者，人之生命也，十二经之根本也，故名曰源。"肾间动气指两肾之间所藏的生气，即元气。

任脉贯行于脐中，督脉气应于脐后，任、督又各为阴经之海及阳经之海，总统诸经，故脐能通应阴阳、内连人体诸经百脉。脐又为冲脉循行之域，冲乃经脉之海，且任、督、冲一源而三歧，三脉经气相通，皆达于脐，可见脐与冲、任、督的关系甚为密切。

脐又与人体十二经脉攸关。脐处人体中枢，为经络通行之枢要，许多经络皆贯脐或挟脐而行。如手太阴肺经"起于中焦"；足阳明胃经"其直者，下挟脐"；手阳明大肠经、足太阴脾经、手少阴心经、足少阴肾经、足厥阴肝经、手厥阴心包经、阴跷脉、阴维脉等经络的循行皆近脐。此外，奇经八脉纵横串于十二经脉之间，具有横溢蓄经的作用。可见脐内联于全身经脉，通过各种经气的循行，交通于五脏六腑，外达四旁，前主中州，后应肾、命门，实为人体气血相贯的一大枢纽。

2. 现代医学理论

现代医学研究证明，在胚胎发育过程中，母体通过脐带供给胎儿营养。因此，脐是新生儿脐带脱落后遗留下来的一个结缔组织。

脐为人体内表皮角质层最薄、屏障功能最弱的地方，脐下无脂肪组织的特殊解剖结构，易于药物渗透，是皮肤给药的最佳穴位。

脐部靠近腹腔和盆腔，分布着丰富的神经末梢、神经丛和神经束，具有良好的感受功能和传导功能。脐部用药，通过神经系统的反射和传导，调整机体自主神经机能，从而发挥治疗作用。

脐窝内温度为（35.0±0.8）℃，比其他部位皮肤高2.0℃左右，比较恒定。药代动力学证明，脐部比其他部位透皮给药渗透力更强、渗透更快，药物更易于穿透和弥散，有效提高药物吸收的效率，生物利用度高。例如，脐部给药的生物利用度是前臂给药的1～6倍。

脐部凹陷成隐窝，最适宜盛药，其药物保持时间长，便于吸收。

二、"灸"是什么

灸是将以艾绒为主要成分制成的灸材，点燃后悬置或放置在穴位或病变部位，借灸火的热力及药物的作用，激发经气，以达到防治疾病目的的一种外治方法。

《黄帝内经·素问》载："北方者，天地所闭藏之域也。其地高陵居，风寒冰冽，其民乐野处而乳食，藏寒生满病，其治宜灸焫。故灸焫者，亦从北方来。"由上可知，灸疗法最早可能来自北方，通过灸热来治疗"藏寒"证。

第三节 脐灸的特点

脐灸具有绿色自然、简单易行、效果突出等诸多优点，是一种不可多得的现代绿色养生方法。它有如下四大特点。

一、适应证广

脐灸的功用及适应证非常广泛，对消化、呼吸、泌尿、生殖、神经、心血管系统均有作用，并能增强机体免疫力。它不仅广泛用于治疗内、外、妇、儿、皮肤、五官科疾病，还可达到养生保健的目的。

二、操作简单方便

脐灸的操作方法非常简便，一般每天一次，不需煎药、服药、注射，也避免了药物被破坏分解和对人体内有关脏器的损害。对那些吃药怕苦、打针怕痛、针灸怕针、服药易吐及不能服药的患者，尤其适宜。

三、安全、无毒副作用

脐灸直接作用于血液、淋巴系统，刺激经络之气，直达病所，避免了药物对肝脏、肾脏等器官的毒副作用。

四、价格低廉，节约时间

脐灸每次用量很小，一般2～4贴即可见效。当发生感冒、腹泻、便秘、咳嗽、厌食等常见病症时，在有些情况下，采用脐灸可免去到医院挂号就诊的麻烦，省钱省时。

第四节　脐灸的作用

　　治疗手段（脐灸）为外因，只能通过内因（人体反应）起作用。研究发现，相同的脐灸粉对患相同疾病的患者，传感性不一样，疗效也不尽相同。究其原因，就是人体的反应性各有差异。这就告诉我们，脐灸必须在中医整体观念和辨证论治思想的指导下，临证进行合理选择，灵活运用，方能发挥最大的效能。脐灸的作用主要有以下几点。

一、健脾和胃，升清降浊

　　脐灸可增强脾胃机能，使清阳得升，浊阴下降，以健脾止泻，和胃降逆。用于治疗胃痛、反胃、痞满、呕吐、泄泻等。

二、通调三焦，利水消肿

　　脐灸能激发三焦的气化功能，使气机畅通，经络疏通，促进代谢，缩减脂肪。用于治疗小便不利、腹水、水肿、肥胖等。

三、调理冲任，温补下元

　　冲为血海，任主胞胎，冲、任、督、带四脉与生殖及妇女的经、带、胎、产息息相关，故脐灸可以调理冲任，理气养血，固经安胎。临床用于治疗男性阳痿、遗精、早泄，以及女性月经不调、痛经、带下、崩漏、不孕等。

四、通经活络，行气止痛

脐通百脉，故脐灸能够通经活络，理气和血，达到"通则不痛"。用于治疗肠痉挛、肠系膜淋巴结炎、痹症及诸酸痛证等。

五、敛汗固表，涩精补虚

脐灸能收敛人体的精、气、神、津，调节脏腑阴阳平衡，调理体质，使气血调畅，营卫通利，帮助入睡。用于治疗自汗、盗汗、带下、久泄、梦遗、滑精、惊悸、失眠等。

六、防病驻颜，养生延年

脐为先天之命蒂、后天之气舍，是强壮保健的要穴。脐灸可增强人体抗病能力，有活化细胞、润肤驻颜、紧致肌肤的作用，还具有补脾肾、益精气、抗衰老之功效。用于治疗虚劳诸疾、神经衰弱等，并能预防保健，回春延年。

第二章

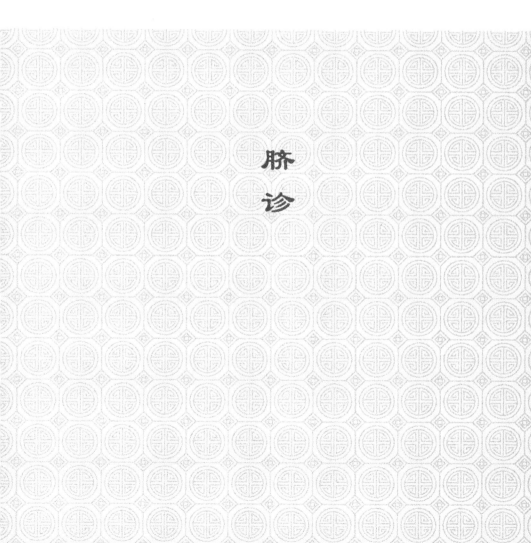

脐诊

第一节　脐诊概况

　　脐与人体脏腑密切相关，脏腑经络有病均可反映于脐，故通过脐诊可测知人体脏腑经络的盛衰状况。

　　每个人的脐部看似没有什么区别，但脐眼的大小与深浅、脐蕊的高低、脐壁的倾斜度都不尽相同。观脐诊病就是通过看脐部的这些变化来诊断疾病。观察脐的变化对诊断疾病有重要意义。

　　正常人的脐眼直径为0.8～1.5厘米。如果脐眼直径超过2.0厘米，就称为大脐眼；如果脐眼直径小于０.５厘米，就称为小脐眼。一般来讲，脐眼的大小取决于胎儿时期与母体相连接的脐带的粗细。脐带粗，脐眼大，表示身体先天足，个体强壮；反之，脐眼小，表示身体先天禀赋不足，个体羸弱。俗话说，"脐大容杏，不富也贵"，说明脐大的人身体健康，更容易在事业上获得成功。所以，通过看病人的脐眼大小可基本判定他的先天禀赋及身体素质。

　　脐眼的深浅取决于皮下脂肪的多少。皮下脂肪越厚，则脐眼越深，说明其营养状况好；皮下脂肪越薄，脐眼越浅，说明其营养较少。但脐眼过深提示营养过剩，应预防脂肪肝、高血糖、高脂血症、高血压、高血黏度、冠心病、糖尿病、痛风等。

第二节　脐部色诊

脐部色诊主要是指通过观察脐部色泽的变化来判断人体脏腑的病理变化。一般脐部的色泽改变，多提示内脏寒热的变化。

脐色㿠白、无光泽反映肺气虚、心阳不足、血虚。临床可见气促心悸、头晕乏力、虚浮食少、唇甲苍白、舌质淡、舌苔白、脉细无力，常与脐下陷、腹凉并见。

脐色红赤，甚至有疮疖表示心火重，热毒内蕴，或心火下移至小肠，热积腹中内应于脾，或腑气不通，阳明热毒内蕴，毒溢于脐。常与口渴面赤、舌质红、舌苔黄干、便结、心烦等症状并见。

脐色黑为肾阳衰微、命火败绝的凶讯，为暴病将卒和久病生机将绝之征。临证险恶，常与急促息微、神志昏迷等危象并见。

脐色发黄并有油性分泌物渗出、发痒为湿热蕴积脾胃或肝胆湿热之兆，常因感受湿热外邪或过食肥甘酒肉，内生湿热所致。证见身热起伏或无热、脘痞满闷、呕恶纳呆、大便不爽、小便短赤、舌红、舌苔黄腻、脉濡数等。

脐色发青或青蓝表示内有寒积、水饮或风寒内伏中州，常与腹皮寒冷、拘急板滞并见，常见腹痛隐隐、喜按就温、肠鸣泄泻、四肢欠温、口淡食少、多涎、小便清长、舌苔白润、脉迟或紧等症。此外，痛证亦可出现脐色发青。

脐色发紫、色泽晦枯或见瘀斑表示内有瘀积。腹腔瘕积和盆腔肿瘤亦可反映于脐。重者可见脐腹肌肤甲错、干燥如鱼鳞，腹内可触及包块，腹皮拘急拒按，全身可见口干夜热、善忘、面色黧黑。

第三节　脐形态与脐位主病

正常人脐位于人体正中，脐环圆整，轮廓宽余，肌肉厚实，脐深，色泽明润，按之有力。应手如有根蒂之脐，为神气内守，元气充盛，说明身体健康无病。若脐的形态和脐的位置发生改变，则提示人体内脏可能发生疾病。

一、脐形态主病

圆形：肚脐呈圆形，下半部丰厚，这是男性最好的一种。这种肚脐表明血压正常，肝、肠、脾、胃等内脏都健康，而且此人精神饱满，精力充沛。

满月形：肚脐像十五的月亮一样丰盈而充实，下腹有弹性，这是女性最好的一种。这种肚脐表明身心健康，卵巢机能良好，生育能力较强。

向上开：肚脐向上延长为三角形，多半表示胃、胰和胆囊等消化器官情况不佳。

向下开：这种肚脐表明患有胃下垂、便秘等疾病。同时可能患慢性肠胃病及妇科疾病。

偏右形：肚脐偏向右方，表示易患肝炎、十二指肠溃疡等疾病。

偏左形：肚脐偏左，表示肠胃功能较差，容易便秘。

浅小形：表示身体较虚，激素分泌不正常，可能会患内分泌疾病，经常会浑身乏力、容易疲劳。

脐外凸：这种情况较少，多见于婴幼儿或极少运动的人，此类人内脏张力减弱，内脏器官下垂。脐外凸多见有严重水肿、卵巢囊肿，也是喘胀的险候，预兆肺、肾之气将绝。另外，脐外凸应与脐疝相区别。

陷凹形：脐陷于大腹，是脾、肾大虚之凶兆，多见于久泄、元气将脱及暴吐之后。此外，脐突然下陷为正虚邪闭的凶兆，多见于小儿瘟疫染身、毒邪内逼之证，病情险恶，预后不良。当腹内有炎症时，如粘连性结核性腹膜炎，肚脐亦会向内凹陷。

闭合形：脐眼密闭，形成一个闭合性腔隙，多见于中老年妇女。原因是皮下脂肪松弛，提示卵巢功能减弱。

海蛇形：因静脉曲张，肚脐周围如海蛇缠绕一般，是肝硬化等肝脏疾病常见的征兆。

二、脐位主病

肚脐上移：肚脐向上延长成三角形，为气逆、气滞的表现，临床上为肺、胃之气上逆，或肝气升发太过，或肝气郁滞之象。常以郁怒为诱因，多与胀满、呕吐并见。此外，内有癥瘕、积聚亦可牵提致脐上移。不论男女，肚脐上移多为胃、胆囊和胰脏有病。

肚脐下移：为肾虚、中气不足的表现，多兼见腹壁松弛虚软，常提示内脏下垂。证见少气无力、动则息促、头晕眼花、腹部坠胀、脉虚无力、舌淡苔白等中气下陷证。亦提示有胃下垂、肝肾下垂及脱肛、子宫脱出等。

肚脐偏右：表示气虚，可见于高血压、左侧肢体偏瘫患者。亦提示易患肝炎、十二指肠溃疡等疾病。

肚脐偏左：表示血虚，见于高血压、右侧肢体偏瘫患者。亦提示肠胃不佳、便秘、大肠粘连等。

第四节 脐部附属物

体毛：脐周有毛并与会阴相连提示精力旺盛、性欲强。如突生体毛并累及颜面、全身，提示有患癌症的可能。

血管：脐周静脉曲张提示肝硬化门脉高压，常伴有脐周色泽暗黑。

角化：脐周皮肤局部点状角化提示相应脏器有结石存在的可能。

分泌物：脐眼有油性分泌物提示过食油腻。

脐虽小，却能从中窥探全身的健康与否。在脐诊中应该注意光线的变化，必要时还需使用放大镜进行观察。另外，脐诊时腹部暴露要有一定的范围，最好上达肋缘，下抵髂前上棘，以便观察。望脐断病是一门技术活，需要不断实践，不断总结，从而逐渐提高诊断水平。

第五节　脐与人体各系统的关系

一、脐与循环系统的关系

从脐是胎儿的惟一供血器官来看，脐是人体非常重要又特殊的一个部位。正常胎儿脐带由2条脐动脉和1条脐静脉组成，并形成一个广泛的动脉-毛细血管-静脉系统。这个血管系统的功能主要是在母体与胚胎或胎儿的血液之间执行物质交换，将氧含量高的血液输入胎儿，又将氧含量低的血液从胎儿带到胎盘，经胎盘回到母体。脐与循环系统的关系出生前就已形成。出生后脐周分布丰富的脐周静脉丛，血液经它们分别流至上、下腔静脉和门静脉。通过对脐周腹壁血管的观察也可推断病人的肝脏情况。

二、脐与消化系统的关系

脐与腹膜直接相连，与大肠、小肠、肝、脾、胃、胰等中、下焦脏腑的距离很近，所以自古以来不少医家常通过脐部给药来治疗中、下焦脏腑的疾病，可见脐与人体消化系统关系密切。至今民间仍流传着通过摩腹与摩脐来加强消化系统功能的锻炼方法。

三、脐与呼吸系统的关系

古人认为"先天之呼吸在脐，后天之呼吸在肺"。胚胎学的研究也证实了人在出生前，呼吸的功能是由脐带和胎盘共同承担的。我国的气功和印度的瑜伽功法均有记载：通过特殊的修炼方法，修炼者的呼吸逐渐减弱到微乎其微的程度，由肺呼吸转为皮肤毛孔呼吸，随着功夫的加深，由皮肤毛孔呼吸转为脐呼吸，这个脐呼吸也称胎息，是证明脐与呼吸系统关系密切的最有力的证据。

四、脐与泌尿系统的关系

李时珍曰："脐者，人之命蒂也。以其当心肾之中，前直神阙，后直命门，故谓之脐。一点真元，属之命门丹田。"肾主水，心主火，心肾相交，水火既济。古人将脐看作肾水与心火的天然混合区，因此称脐为"命蒂"。

五、脐与生殖系统的关系

脐属任脉，又通督、冲、带脉。冲、任、督、带脉与经、带、胎、产密切相关，故脐与生殖系统关系密切。临床上常通过脐来治疗阳痿、遗精、早泄及月经不调、痛经、崩漏、带下、滑胎、不孕等。

六、脐与免疫系统的关系

脐朝百脉，为元阴、元阳系结的部位。张景岳《类经图翼》曰："生由脐带，脐接丹田，是为气海，即命门也……所以人之盛衰安危，皆系于此者，以其为生气之源，而气强则强，气衰则病。"脐为调阴阳、补气血、温脾肾、行强壮、培补元气的重要穴位。医学研究认为，脐疗可增强机体免疫力，具有抗氧化、抗衰老的作用。对于免疫功能失调性疾病的治疗，脐疗不失为一条有效途径。

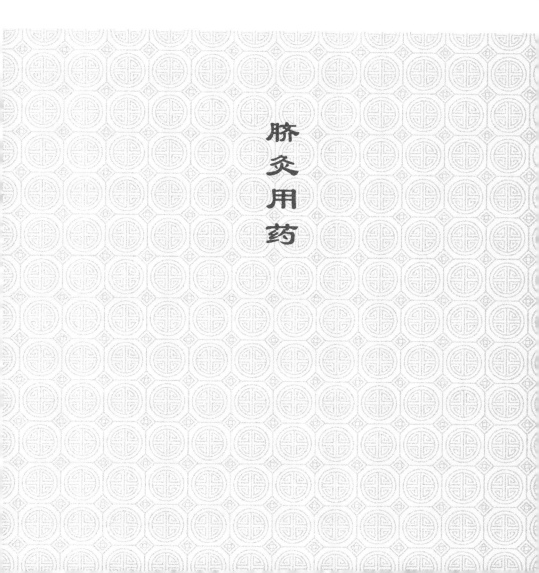

第三章

脐灸用药

第一节　脐灸粉的种类和作用

一、成人脐灸粉

1. 妇宁散

成分：苍术、黄柏、若参、炮甲等。

功能主治：女性白带异常、阴道炎（霉菌性、滴虫性）、尿道炎、宫颈炎、盆腔炎、附件炎等。

2. 暖宫散

成分：当归、桂枝、白芍、细辛、吴萸、生姜、附子等。

功能主治：女性宫寒、不排卵（不孕症）、子宫脱垂、子宫腺肌症、卵巢囊肿、发胖、气短无力、失眠多梦、小便较多、性欲减退、腰酸腿软、面色暗黄、四肢冰冷等。

3. 理经散

成分：蒲公英、木香、当归、白芷、黄芪、郁金、肉桂、黄茱萸、大黄、肉豆蔻、炙甘草等。

功能主治：女性月经周期失调（提前、错后），痛经，闭经，经前、经期腹痛，月经过多，月经持续时间过长或淋漓出血，更年期综合征等。

4. 石瘕散

成分：木香、丁香、三棱、枳壳、莪术、川楝子等。

功能主治：女性子宫肌瘤、子宫内膜息肉、子宫内膜异位症、子宫内膜炎、白带增多、腹部疼痛、贫血、不孕或者流产等。

5. 肠胃散

成分：大黄、木香、厚朴、克砂仁、枳实等。

功能主治：成人胃肠炎、腹痛、恶心、呕吐、食欲减退、体重减轻（脱水）、便秘、脾虚泄泻、大量出汗、皮肤湿冷、胃肠痉挛、大便失禁等。

6. 疼痛散

成分：续断、杜仲、宽筋藤、牛膝、当归、姜黄、赤芍等。

功能主治：手术、创伤后疼痛，慢性疼痛，偏头痛，神经病理性外周或中枢神经系统钝痛，痉挛痛等。

7. 前列散

成分：地黄、山药、山茱萸、茯苓、牛膝、车前子等。

功能主治：男性前列腺炎、尿道炎、阴茎炎、多发性硬化、会阴部疼痛、耻骨疼痛、急性尿潴留、尿频、尿急、尿痛、排尿不畅、尿后沥滴、夜尿次数多等。

8. 强根散

成分：肉桂、黄芪、党参、附子、熟地黄、山茱萸、桂枝、牡丹皮、山药、仙灵脾等。

功能主治：男性阴茎勃起障碍，射精功能障碍（早泄、不射精、逆行射精），性欲障碍（性欲低下、性厌恶、性欲倒错），性感觉障碍（性交疼痛、性高潮缺乏）等。

二、儿童脐灸粉

1. 解痉散

成分：丁香、肉桂、黄茱萸、砂仁、冰片等。

功能主治：儿童脾虚泄泻、阳虚自汗、反复感冒、寒咳、虚秘、肠系膜淋巴结炎腹痛、下元虚寒、遗尿等。

2. 脾胃散

成分：党参、黄芪、白术、茯苓、甘草、山药、陈皮、木香、砂仁、当归等。

功能主治：儿童胃肠积热、食积呃逆、口气重、睡卧不安、脾胃阴虚、免疫力低下、阴虚盗汗、消化不良、脘腹胀痛、热泻、热痰、恶心、呕吐等。

3. 上清散

成分：麻黄、杏仁、生石膏、金银花、淡竹叶、生甘草等。

功能主治：口燥咽干、咽喉红肿、干咳无痰、咽痛音哑、目赤眼涩、腺样体鼻炎、鼻甲肥大、鼻腔红肿、鼻出血等。

4. 止遗散

成分：五味子、桑螵蛸、巴戟天、肉苁蓉、益智仁、鸡内金等。

功能主治：遗尿、小便短赤、尿频、尿痛、小便不净、排尿困难、尿道口红肿等。

第二节 艾绒的辨别

艾绒的质量与艾叶的保存年数有关。古语讲"三年之病当求七年之艾"。中医还认为用来养生治病的艾绒需要用保存三年以上的艾叶制成。此外，如果使用劣质艾绒，会损害肌肉经络，反而会给人带来伤害。所以学会辨别艾绒优劣尤为重要。

由于普通消费者大多数都是直接购买加工好的艾绒来使用，看不到其加工过程，所以对于艾绒的优劣不好辨别。以下介绍几点常见的辨别方法。

一、看色泽

陈艾制作的艾绒颜色发黄，类似干燥的黄土，纯度越高就越黄。新艾制作的艾绒则黄中夹杂浅绿，尤其是当年的艾叶做的艾绒，绿色就多一些。而劣质的艾绒呈青色或青黑色，茎干颗粒很大、很多。

二、闻气味

陈艾制作的艾绒气味并不强烈。新艾制作的艾绒气味很浓，比较刺鼻。所以千万不要因为艾绒散发的香味不强烈就认为其质量不好，相反，气味很浓的才是应当慎重使用的。

三、摸质感

艾绒的质量与杂质的含量有关。质量好的艾绒在制作过程中需要反复筛选，基本上不会有杂质。质量差的艾绒筛选的次数少，而且加工过程中为了提高产量而不顾质量，所以灰尘、粗梗等杂质就多。在辨别时，可以用手指搓一下艾绒，感觉一下其中的杂质含量。好的艾绒摸起来柔软、细腻；而差的艾绒手感很粗糙，一搓就会发现细小的硬物。好的艾绒容易抱团，即使把包装纸撕掉也不会完全散掉；而差的艾绒把包装纸撕掉就会散落。

四、看火力

好的艾绒火力柔和不烈，渗透力强。差的艾绒火力刚烈，渗透力差，容易使人有灼烫感。

五、看燃烧速度

等级高的艾绒细腻蓬松，比等级低的艾绒杂质要少很多，所以等级高的艾绒燃烧速度比等级低的艾绒要快。

六、看燃烧情况

好的艾绒燃烧时冒出的烟比较白；差的艾绒燃烧时烟很大，发黑，并且有响声，这是因为其中的杂质燃烧时发生爆裂，发出声音。

好的艾绒燃烧后的灰烬形状固定，外表呈黑白色，中间呈白色，摸起来细腻柔滑，不易散落；差的艾绒燃烧后的灰烬是黑灰色的，形状不规律，四处散落，摸起来粗糙、有颗粒感。

艾绒标识5∶1、8∶1、20∶1、30∶1、35∶1是什么意思?

现在许多艾条上标明艾绒等级为5∶1、8∶1、20∶1、30∶1、35∶1，甚至还有更高的比例。这个比例是什么?就是艾叶提取的纯度，代表艾绒的等级。如5∶1就是指5千克艾叶提取1千克艾绒；30∶1就是指30千克艾叶提取1千克艾绒。等级越高，艾绒的纯度越高，杂质越少。艾绒纯度高有什么好处呢?《本草纲目》等中医典籍中多有杂质伤肌肤、枝梗损经脉的讲法。

第四章

脐灸的操作

第一节　脐灸的注意事项

1. 脐疗前应仔细询问患者病史。有皮肤过敏史者，不宜使用肚脐贴。

2. 久病体弱及有严重心脏病患者，用药量不宜过大，艾灸时间不宜过长，防止患者过劳。

3. 孕妇禁用脐灸，以免流产。

4. 治疗中出现不良反应，如疼痛、过敏反应等，应立即去药。

5. 脐灸时注意调整室内温度，做好腹部保暖，防止着凉。

6. 脐灸后一小时内不要洗冷水澡。

7. 脐灸治疗期间不吃生冷食物（包括水果），不吹风扇、空调，喝水要喝40℃以上的水。

8. 对实热证、阴虚发热者，一般不宜进行灸疗。

第二节　脐灸的操作流程

一、脐灸所需材料

1. 面碗1个。面碗直径为6～10厘米，碗底厚度为1.5厘米，面碗小孔比肚脐稍大。

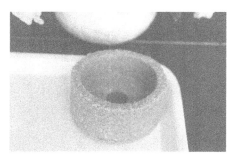

2. 艾塔3个。艾塔采用高质量艾绒制作，儿童每个3克，成人每个5克。

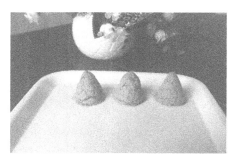

3.脐灸布1块。脐灸布建议采用纯棉布，可对肚子部位起到保温、隔灰作用，并可防止孩子因多动而被烫伤。

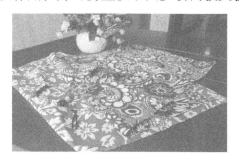

4.生姜1片。厚度约为2毫米，使用牙签或锥子穿数个小孔，便于热力渗透。

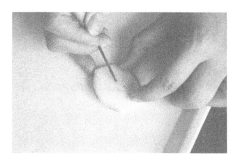

5.脐灸粉0.5～1.0克。

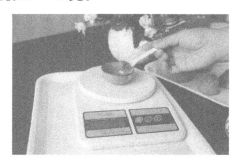

6. 米醋适量。

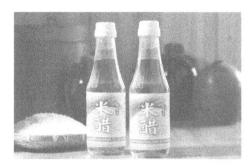

7. 肚脐贴1张。

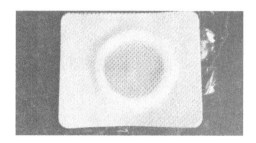

二、脐灸过程

1. 将脐灸粉倒入容器，加入米醋，调成药丸。

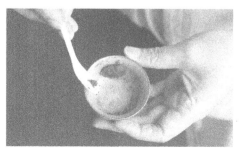

2. 将调好的药丸放入肚脐中。

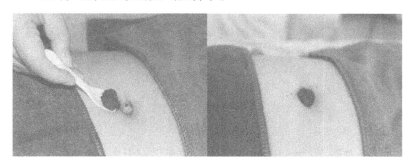

3. 先将剪孔的纸巾盖在脐灸粉上方，然后将扎好孔的姜片放置在纸巾留孔处。

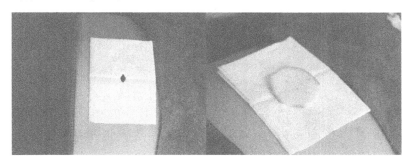

4. 将做好的面碗放在姜片上。

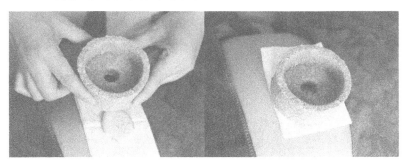

5.将脐灸布套在面碗上，收紧拉绳。

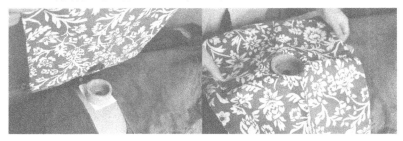

6.点燃制作好的艾塔的底部与顶端，放于面碗中（1个艾塔大约燃烧15分钟）。

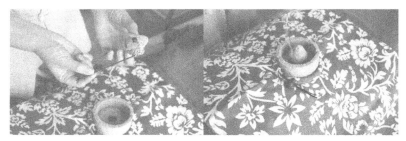

7.待第一壮艾塔烧完后，将第二壮艾塔底部点燃即可，无须点燃顶部。待第二壮艾塔烧完后，以与第二壮同样的方式更换第三壮。以此类推。

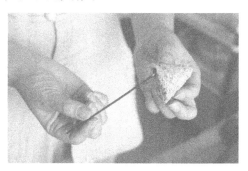

8. 艾灸结束后，取下面碗、姜片和纸巾，用肚脐贴将药丸固定于脐中5～6小时，使药力被充分吸收。

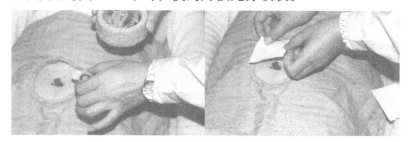

9. 取下肚脐贴，擦干净肚脐即可（肚脐内可有少量残留，不用清理得太干净）。

三、意外情况处理

1. 如因施灸不慎烧伤皮肤，局部出现小水疱，可嘱咐患者保护好水疱，勿破溃，一般2～5日即可愈合。如水疱较大，可用消毒毫针刺破水疱，放出水液，再适当外涂烫伤油等，保持创面洁净。

2. 如患者发生晕灸现象，按晕针处理。

3. 在患者精神紧张时、大汗后、劳累后或饥饿时不宜艾灸。

4. 注意防止艾灰脱落或艾塔倾倒而烫伤皮肤、烧坏衣被。尤其是对于幼儿患者，更应该认真守护，以免发生烫伤。应确保艾塔彻底燃尽，防止再燃。如有艾灰脱落于床上，应清扫干净，以免复燃。

第三节　脐灸时及脐灸后的常见反应

一、脐灸时的常见反应

1. 脐灸时感到腹腔发热，热透至命门，并随人的意识而形成气流，上至百会穴，下至涌泉穴，并伴有酸、麻、胀、痛等不同感觉，此为较好的现象，表示经络通畅。

2. 脐灸时感觉热至会阴，表示卵巢功能正常，任脉通畅。

3. 夏天脐灸时以出大汗为佳，而冬天脐灸时以全身微微出汗为佳。

4. 脐灸时自觉凉风，表示为寒性体质，此为正常反应。

5. 脐灸时有沉感，自觉身压重石，表示气血循环不畅，经络不通。

6. 脐灸时有肠鸣音或者排气，表示脐灸促进了肠蠕动，有助于排出身体的浊气，为正常反应。

7. 脐灸时如腹部或后背部较油腻，代表血液黏稠，血脂高，血液毒素过多，此为正常反应。

8. 脐灸时初期体感不明显，只有少许热感，代表经络不通，体内寒邪较重。 如脐灸时只感到半身热，代表另一侧经络不畅。

9. 脐灸时各穴位感觉与表征如下：

百会穴、鱼际穴、手心、涌泉穴自感凉风，表示体内瘀堵，有寒邪。

三阴交穴自感凉风，多表示有妇科疾病。

关节自感凉风，表示关节内有寒气，已患或容易患关节炎。

百会穴自感热风，表示虚火旺。

鱼际穴自感热风，表示肺部有热。

手心自感热风，表示心肺火旺。

膝盖自感热风，表示胃火旺。

涌泉穴自感热风，表示肾阳虚。

二、脐灸后的常见反应

1. 脐灸后肚脐发痒表示肠道湿毒外排；痛则表示肝胆有郁热；痒并痛则表示肠道的湿与肝胆的郁热并存。

2. 脐灸后肚脐周围出现米粒大小的水疱，表示肠道湿寒，严重的人会在脐周起一圈硬皮。脐灸后肚脐以下有水疱，女性表示有妇科疾病，水疱下若还有红点，表示炎症较严重；男性则表示前列腺有问题或有其他男科疾病等。

脐灸后肚脐以上有水疱表示脾胃长期运化失调，有胃炎、胃溃疡等。

3. 脐灸后，面色红润而有光泽，皮肤滋润，色斑变淡，痘痘消失，人的心情变得舒畅、放松。这些均是良好的现象。

4. 脐灸时手心或足心出冷汗，脐灸后出热汗，是寒邪外出的表现，代表体内寒邪过重。

5. 脐灸后呼吸急促或不顺畅，情绪不稳定，代表心脏功能比较弱，心肌供血不足，血液黏稠度高。

6. 脐灸后肾脏部位有酸痛感，腰酸腰凉，尿量增加，尿色有变化，代表肾功能不佳，肾气不足，多为阳虚。

7. 脐灸后身下部瘙痒，分泌物增加或有血块，表示有妇科疾病，月经不调。脐灸调整时会出现短暂乱经。

8. 脐灸后全身无力或酸痛，表示有痛风、体内有风湿，几次后即可消失。

9. 脐灸后持续出汗，表示体内湿气过重。艾为纯阳之火，能帮助排湿去寒。

10. 脐灸后会感觉口渴，此为上实下虚的症状。建议灸后多喝水，3～5天做1次，其间可配合刮痧、拔罐，脐灸几次后口渴症状会消失。

11. 脐灸后常见的身体感觉与表征如下：

困倦，表示气血不足。经络疏通后需要更多的气血滋养，气血不足则导致脑部缺氧。

身体烫，表示经络有瘀堵现象，热无法渗透。发烫的部位多有问题，比较常见的有按此部位有疼痛感或结节。

身体痒，表示体内有风邪。

身体不热，表示体内寒气较重，寒气与热抵消，因此感觉不到热，也可能是身体疲劳、气血虚弱的原因。

身体疼痛，表示体内的经气被激发，与病灶的邪气相搏，属正常反应。

第四节　脐灸的疗程

　　一般脐灸6次为1个疗程，即连灸3天，停1天，再灸3天。急性疾病1个疗程即可；慢性疾病需2～3个疗程，每个疗程之间隔5天。

第五章

常见病症的治疗

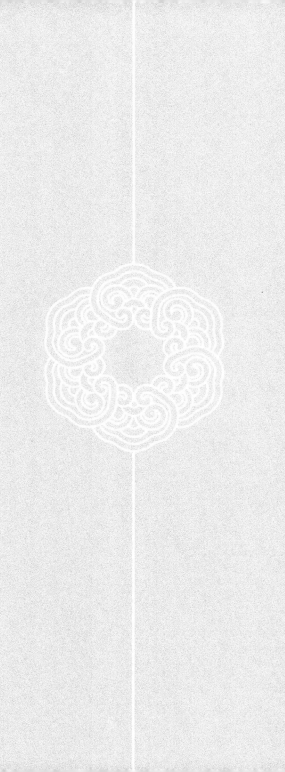

第一节　儿童常见病症的治疗

一、肠系膜淋巴结炎

1. 病名

肠系膜淋巴结炎是指由上呼吸道感染引起的回肠、大肠区急性淋巴结炎。

2. 病因

由于远端回肠的淋巴引流十分丰富，回肠、大肠区淋巴结多，上呼吸道感染后，病毒及其毒素沿血液循环到达该区域淋巴结，引起肠系膜或腹膜后淋巴结炎。中医认为是多种原因导致脏腑气机不利，经脉气血阻滞，脏腑经络失养，引起腹痛。

3. 症状

多见于4～15岁儿童。以肚脐周围疼痛为典型特点，一般先有发热、咳嗽等上呼吸道感染症状，然后出现腹痛、恶心、呕吐等表现。

4. 治疗

用药：解痉散。

功效：解痉散寒，温阳止痛。

1个疗程。如1个疗程未痊愈，需再做1个疗程。建议做2～3个疗程。

5. 按语

肠系膜淋巴结炎的病因往往比较简单，脐灸见效迅速。本病治疗以"通"为原则，进行辨证论治。实则泻之，虚则补之，热者寒之，寒者热之，滞者通之，瘀者散之。《医学发明》明确提出了"痛则不通"的病理学说，认为肠腑以通为顺，以降为和，肠腑病变而用通利，因势利导，使邪有出路，腑气得通，腹痛自止，并在治疗上确立了"痛随利减，当通其经络，则疼痛去矣"的思路，对后世产生很大影响。

二、便秘

1. 病名

便秘是指大便秘结不通，排便时间延长，或虽不延长但排便困难，多兼腹满胀痛。

2. 病因

便秘多因大肠传导功能失常，粪便在肠道停留过久，水分被吸收，导致粪便干燥、坚硬，难以排出。中医认为，便秘主要是因为食积化热、病后体虚、气血不足等。

3. 症状

大便排出困难，每次排便时间长或排便间隔时间长，3～5天排便1次，粪便干硬，有时带血。

4. 治疗

用药：脾胃散。

功效：促进肠道蠕动，增强脾胃功能，消积化热。

1个疗程。如1个疗程未痊愈，需再做1个疗程。

5. 按语

小儿"脾常不足"，若小儿的脾胃长期处于劳倦状态，得不到休息，会导致小儿便秘。再加上饮食过多，肠胃积热，耗伤津液，或久病之后，损伤正气，肠道蠕动乏力，就更容易便秘。治疗原则是实证以祛邪为主；虚证以养正为先。但小儿便秘皆有虚证表现，因此都要加上健脾之法，以脐灸配合小儿推拿疗效更佳。

三、小儿食积

1. 病名

小儿食积是由喂养不当、内伤乳食、停积胃肠、脾运失司所引起的一种小儿常见的脾胃病症。

2. 病因

病因主要是乳食内积，损伤脾胃。

3. 症状

临床上以不思乳食，腹胀嗳腐，晨起口臭，大便酸臭、多残渣为特征。

4. 治疗

用药：脾胃散。
功效：促进肠道蠕动，增强脾胃功能，消积化热。
1个疗程。

5. 按语

食积又称积滞。小儿各年龄组皆可发病，但以婴幼儿多见，特别是刚开始添加辅食的孩子，因为这时候孩子的脾胃功能还不足，突然加入辅食，造成运化不利，很容易食积。《医宗金鉴》载："夫乳与食，小儿资以养生者也。胃主纳受，脾主运化，乳贵有时，食贵有节，可免积滞之患。若父母过爱，乳食无度，则宿滞不消而疾成矣。"也就是说，食积多与喂养不当有关。

四、小儿遗尿

1. 病名

小儿遗尿是指3周岁以上的小儿不能自主控制排尿，经常睡中小便自遗，醒后方觉的一种病症。

2. 病因

小儿遗尿的发病机制虽主要在膀胱失于约束，然与肺、脾、肾功能失调，以及三焦气化失司都有关系。其主要病因为肾气不固、脾肺气虚、肝胆湿热。

此外，亦可因为小儿自幼缺少教育，没有养成夜间主动起床排尿的习惯，任其自遗，久而久之，形成习惯性遗尿。

3. 症状

①发病年龄在3周岁以上。

②睡眠较深，不易唤醒，每晚或隔几天就尿床1次，甚至每夜遗尿数次。

③尿常规及尿培养无异常发现。

4. 治疗

用药：止遗散。

功效：补肾、固涩、止遗。

1个疗程。如1个疗程未痊愈，需再做1个疗程。

5. 按语

儿童应该从小培养按时排尿和睡前排尿的良好习惯。对于遗尿患儿，要耐心教育、引导，切忌打骂、责罚，鼓励患儿消除怕羞和紧张情绪，建立战胜疾病的信心。每日晚饭后注意控制其饮水量。在夜间经常发生遗尿的时间前，及时唤醒患儿排尿，坚持训练1～2周。

五、小儿地图舌

1. 病名

小儿地图舌为浅层慢性剥脱性舌炎，因舌面同时出现舌乳头的萎缩和恢复，形态各异，常类似于地图而得名。多见于幼儿期和少儿期。

2. 病因

脾胃损伤是引起小儿地图舌的最直接原因。

3. 症状

舌苔剥去一块或剥去几块，或满舌花剥如地图。

4. 治疗

用药：脾胃散。
功效：健脾滋阴。

1个疗程。一般需3～5个疗程可以治愈。

5. 按语

小儿地图舌的预防与护理非常重要。日常生活中应注意排除可能诱发地图舌的刺激因素。合理饮食：不食用辛辣的刺激性食物，如辣椒、芥末、胡椒、干姜；羊肉、狗肉及肥肉亦应忌口；少吃零食；不吃冷饮、冰冻食品；不吃煎炸、熏烤、油腻的食物；多吃富含维生素的食物，如新鲜水果、动物肝脏等，必要时可服用维生素B。尽量去除口腔内的病灶，保持口腔卫生，用软毛牙刷刷牙。调节情绪也是非常重要的，情绪紧张或过于激动都可能诱发小儿地图舌。另外还要避免疲劳，保证充足的睡眠。

六、风热感冒

1. 病名

风热感冒是小儿时期常见的外感性疾病之一，临床以发热恶寒，咽喉肿痛、化脓，吞咽疼痛，咳嗽为特征。

2. 病因

小儿风热感冒的病因有外感因素和正虚因素。主要病因为感受风热之邪，常兼杂寒、热、暑、湿、燥等，亦有感受时行疫毒所致。小儿在卫外功能减弱时遭遇外邪侵袭，则易感邪发病。

3. 症状

发热重，恶风，有汗或无汗，头痛，鼻塞，流脓涕，打喷嚏，咳嗽，痰黄黏，咽红或肿，口干而渴，舌质红，苔薄白或黄，脉浮数。

4. 治疗

用药：上清散。

功效：清热解表。

1个疗程。一般1个疗程内即可痊愈。

5. 按语

风热感冒的基本治疗原则为清热解表。对于反复呼吸道感染患儿应在感冒之后及时调理，改善体质，增强免疫力。

七、小儿免疫力低下

1. 病名

小儿免疫力低下是指小儿机体抵抗外来侵袭、维护体内环境稳定性的能力较差，易反复患病且很难治愈的情况。

2. 病因

先天肾气不足，后天脾胃失养或肺气不足。

3. 症状

小儿在一段时间内反复患感冒、扁桃体炎、支气管炎、肺炎等疾病，且很难治愈。

4. 治疗

用药：脾胃散。

功效：健脾胃，补气血。

1个疗程。如1个疗程未痊愈，需再做1个疗程。

5. 按语

小儿免疫力低下属于中医讲的正气不足。《黄帝内经·素问》记载："正气存内，邪不可干。"正气如果不足，则邪气很容易侵入，以至于反复感冒，所以提升正气是关键。脾胃为气血生化之源，正气主要是由脾胃产生的，调理脾胃也就是增强正气，提高免疫力。

八、小儿口疮

1. 病名

小儿口疮是指以小儿口腔内黏膜、舌、唇、齿龈、上颚等处发生溃疡为特征的一种常见的口腔疾患。

2. 病因

虚证多由脾胃虚弱所致，实证多由胃火上炎所致。

3. 症状

齿龈、舌、两颊、上颚等处出现黄白色溃疡点，大小不等，甚至满口糜烂，疼痛流涎。重者发热、烦躁、啼哭不安，或见呕吐、腹泻等。

4. 治疗

用药：脾胃散。
功效：清热泻火，消积导滞。
1个疗程。

5. 按语

本病以2岁以上小儿多见，一般预后良好。《黄帝内经·素问》有"火气内发，上为口糜"的记载。小儿火气以胃火为最多。临床发现，小儿突发的口疮多因饮食过多，恣食肥甘厚腻，蕴积生热；或喜吃煎炒炙，内火偏盛，邪热内积心脾，循经上炎口腔，发为口疮。适当调整饮食，加上推拿，可以迅速治愈。在养护上应注意保持口腔卫生，进食后经常漱口。饮食上宜清淡，多食新鲜水果、蔬菜，禁忌辛辣、油炸食品，晚餐不要过饱，防止小儿食积生热。

九、小儿汗病

1. 病名

小儿汗病是指小儿由于阴阳失调，腠理不固，而致汗液外泄失常的病症。

2. 病因

小儿汗病最常见的病因是素体薄弱，病后体虚，腠理开泄而致出汗。

3. 症状

自汗表现为白昼时时汗出，动则益甚；盗汗表现为寐中汗出，醒后即止。

4. 治疗

用药：脾胃散。
功效：补脾益气。
1个疗程。如1个疗程未痊愈，需再做1个疗程。

5. 按语

此病多为阴阳失调、气血不足所致。脾虚易感的儿童通常表现为生长发育较正常儿童差，并且会出现自汗、盗汗、厌食、口臭、面色苍白或萎黄、大便不调（或干燥、不成形）等症状。

第二节　成人常见病症的治疗

一、阳痿

1. 病名

阳痿是指青壮年男子由于虚损、惊恐、湿热等原因，致使宗筋失养而弛纵，引起阴茎痿弱不起、临房举而不坚或坚而不能持久的一种病症。

2. 病因

阳痿的病因比较复杂，但以房劳太过、频犯手淫为多见。病位在肾，并与脾、胃、肝关系密切。五者中以命门火衰较为多见，而湿热下注较少。《景岳全书》记载："火衰者十居七八，而火盛者仅有之耳。"

3. 症状

临床表现以阴茎痿弱不起、临房举而不坚或坚而不能持久为主。阳痿常与遗精、早泄并见。常伴有神疲乏力，腰酸膝软，头晕耳鸣，畏寒肢冷，阴囊、阴茎冷缩或局部冷湿，精液清稀冰冷，精少或精子活力低下，或会阴部坠胀疼痛，小便不畅、滴沥不尽，或小便清白、频多等。

4. 治疗

用药：强根散。

功效：补肾温阳，滋阴固本。

1个疗程。如1个疗程未痊愈，需再做1个疗程。

二、慢性盆腔炎

1. 病名

慢性盆腔炎是女性生殖器官及其周围结缔组织、盆腔腹膜受细胞侵袭而发生的炎症的统称。

2. 病因

慢性盆腔炎多为急性盆腔炎治疗不彻底所致。

3. 症状

常见下腹痛，腰酸，腰骶部酸痛，有时伴肛门坠胀感，在劳累、性交后及经前可加重，白带增多，痛经或月经过多，个别患者原发或继发不孕。

4. 治疗

用药：妇宁散。

功效：清热，利湿，消炎。

1个疗程。如1个疗程未痊愈，需再做1个疗程。

三、痛经

1. 病名

凡在经期或经行前后，出现周期性小腹疼痛，或痛引腰骶，甚至剧痛晕厥，称为痛经，亦称经行腹痛。

2. 病因

本病的发生与冲任二脉、胞宫的周期性生理变化密切相关。主要病机在于邪气内伏或精血素亏，更值经期前后冲任二脉气血的生理变化急骤，导致胞宫的气血运行不畅，"不通则痛"，或胞宫失于濡养，"不荣则痛"，故使痛经发作。

3. 症状

本病以伴随月经来潮而周期性小腹疼痛作为辨证要点，根据其疼痛发生的时间、部位、性质、喜按或拒按等不同情况，明辨其虚实寒热，在气在血。一般痛在经前，多属实；痛在经后，多属虚；痛胀俱甚、拒按，多属实；隐隐作痛、喜揉喜按，多属虚。其治疗原则以通调气血为主。

4. 治疗

用药：暖宫散。

功效：温补肾阳，暖宫止痛。

1个疗程。如1个疗程未痊愈，需再做1个疗程。

四、月经过少

1. 病名

月经过少指月经周期正常，经量明显少于既往，经期不足2天，甚至点滴即净，亦称经水涩少、经量过少。

2. 病因

主要为精亏血少、冲任气血不足，或寒凝瘀阻、冲任气血不畅、血海满溢不多而致。

3. 症状

（1）血虚型

经行量少，不日即净或点滴即止，经色淡红、质稀，头晕眼花，心悸失眠，皮肤不润，面色萎黄，舌淡，苔薄，脉细无力。

（2）血寒型

经行量少，经色黯红，小腹冷痛，得热痛减，畏寒肢冷，面色青白，舌黯，苔白，脉沉紧。

（3）血瘀型

经行涩少，经色紫黑、有块，小腹刺痛、拒按，血块下后痛减，或胸胁胀痛，舌紫黯或有瘀斑紫点，脉涩有力。

4. 治疗

（1）血虚型

用药：理经散。

功效：行气活血，理经散结。

1个疗程。如1个疗程未痊愈，需再做1个疗程。

（2）血寒型

用药：暖宫散。

功效：温补肾阳，暖宫止痛。

1个疗程。如1个疗程未痊愈，需再做1个疗程。

（3）血瘀型

用药：石瘕散。

功效：活血化瘀，软坚散结。

1个疗程。如1个疗程未痊愈，需再做1个疗程。

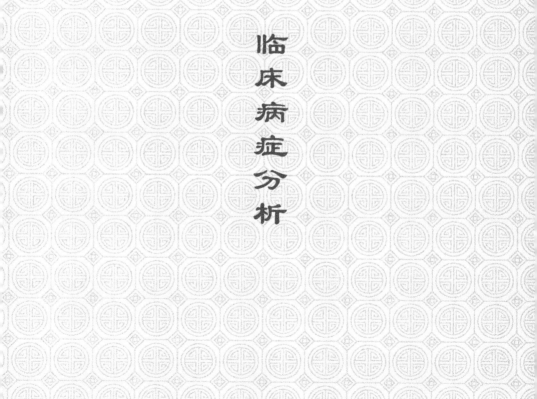

第六章

临床病症分析

第一节　儿童临床病症分析

一、小儿呕吐

1. 基本情况

孩子4岁。家长主诉：3天前开始频繁呕吐，呕吐物味道酸臭、内有不消化的食物，食欲下降，夜间睡卧不安。

2. 症状

腹胀，白苔厚腻，小便黄短，咽喉红肿，面色暗黄，下眼睑红。

3. 问诊

孩子晨起口气重，白天过食油腻、不易消化或寒凉食物，睡前喝牛奶，夜里侧睡或趴睡，晨起食欲下降，无并发症出现。

4. 病因

因胃火旺、脾胃阴虚、胃气上逆引发呕吐。孩子过食肥甘厚腻、不易消化、寒凉食物引起食积，从而导致脾胃功能虚弱。再加上夜饮牛奶，造成食积加重，导致孩子腹部胀气，夜间睡卧不安、侧睡或趴睡。以上原因综合在一起，导致孩子呕吐。

5. 治疗

用药：脾胃散。

治疗过程：生病时间较短，属实证。第1天脐灸后舌苔情况明显好转，舌苔由厚变薄，咽喉红肿减轻，腹胀缓解，呕吐次数减少，下眼睑颜色变淡。第2天舌苔微厚，夜晚睡眠安稳，无呕吐现象。由于孩子胃肠功能虚弱，建议再做1～2天脐灸，以缩短病后体质的恢复期。

辅助疗法：建议做脐灸前多揉腹部，以缓解腹部胀气。

二、小儿腹泻

1. 基本情况

孩子5岁。家长主诉：1天前开始腹泻，腹泻1天3次，大便中有不消化食物、有泡沫、较臭，食欲减退，肚子咕噜咕噜响。

2. 症状

大便水样，大便中有不消化的食物、酸臭，唇红舌红，黄苔厚腻，肛门红，腹胀，有肠鸣音，下眼睑红，无并发症出现。

3. 问诊

孩子晨起口气重，白天吃了一些寒凉食物，晚上睡觉时受风受凉，睡前吃零食。

4. 病因

本病是伤食导致的，胃肠功能虚弱，胃火旺牵连脾脏，脾虚、运化失常，引发腹泻。

孩子由于过食寒凉食物，导致胃受损、消化功能下降，又连累脾脏，导致脾阴虚、运化失常，引发腹泻、大便中有不消化的食物、食欲下降。原本晚上休息的时候可以让胃肠功能得以恢复，结果继续进食导致胃肠负担更重，令食物短时间内难以消化、长时间停留于胃内，食物开始变质，产生积热和气体。外加晚上睡觉时腹部受凉，肠道蠕动加快，产生了肠鸣音，大便出现异常。

5. 治疗

用药：脾胃散。

治疗过程：生病时间较短，属实证。第1天脐灸后舌苔情况明显好转，舌苔从黄苔厚腻转变为白苔微厚，腹胀缓解，大便次数减少到1天1次，且从水样变为糊状，肛门红肿减轻。第2天舌苔微厚，大便形态由糊状开始成形，1天1次，无腹胀、肠鸣音、大便泡沫现象。由于孩子胃肠功能虚弱，建议再做1～2天脐灸，以缩短病后体质的恢复期。

辅助疗法：建议做脐灸前灸涌泉穴，每边各10分钟。

三、食积

1. 基本情况

孩子3岁6个月。家长主诉：最近孩子食欲减退，大便粘马桶，眼睛干涩，爱揉眼睛。

2. 症状

腹胀，苔厚黄，舌红唇红，面色暗黄，下眼睑红，下眼睑内侧亮红，晨起眼屎多、干黄，无并发症出现。

3. 问诊

晨起口气重，小便黄、短、骚臭，晨起食欲差，长期正餐过食油腻、难消化食物，睡前饮食或是饮用高热量、高蛋白饮品。

4. 病因

由于孩子长期过食油腻、不易消化食物，睡前饮食或是饮用高热量、高蛋白饮品，导致食物长期积于胃部，使胃部长期负荷过大，连累脾脏，导致脾失健运。

再加食积化热使得胃火牵连其他脏腑，导致体内阴虚火旺，热盛伤阴，使得脾胃湿热、大便粘马桶。

5. 治疗

用药：脾胃散。

治疗过程：生病时间较短，属实证。第1天脐灸后舌苔情况明显好转，从厚黄苔转变为薄白苔，腹胀开始缓解。第3天舌苔情况基本正常，面色红润有光，食欲恢复，大便恢复正常。第4天后由于孩子脾胃功能虚弱，建议再做1～2次，以缩短病后体质的恢复期。

四、肺热证

1. 基本情况

孩子7岁。家长主诉：孩子咳嗽1个多星期，吃止咳药后不见好转。

2. 症状

咽喉红、干、痒，面色红赤，唇红，舌红、芒刺多，鼻腔红，苔薄黄，口渴，烦躁，目赤。

3. 问诊

白天、晚上均会咳嗽，小便黄、短、味重，眼屎干黄，平时不爱喝水。

4. 病因

本病是因为孩子长期喝水较少导致热盛伤阴。肺为娇脏，不耐寒热，其他脏腑有热牵连于肺，引发肺热加重，肺又连接于咽喉、出窍于鼻，所以肺热又上逆熏蒸咽喉、鼻腔，导致咽喉干、痒，咽痛不适，继而咳嗽。

5. 治疗

用药：上清散。

治疗过程：本病生病时间较短，属实证。第1天脐灸后咽喉红色变浅，咳嗽症状开始缓解。第3天咽喉干、痒缓解，咳嗽现行。由于孩子病后体质较为虚弱，建议再做1～2天脐灸，以缩短病后体质的恢复期。

辅助疗法：每天多喝温开水以补充体内津液。

五、腹痛

1. 基本情况

孩子4岁。家长主诉：5天前发烧，经医院诊断为流行性病毒感冒，发烧至38.7℃，来时烧已退。但发烧后一直腹痛难忍，经医院彩超诊断为肠系膜淋巴结炎。

2. 症状

扁桃体2度红肿，舌苔厚黄，小便短赤，腹痛难忍，脐周疼痛，腹胀，食欲下降。

3. 问诊

孩子在发烧前吃了很多水果，外加夜晚受凉，导致感冒。晨起口气重，夜间侧睡、打呼噜、张口呼吸。

4. 治疗

治疗思路：应先治其标，再治其本。先用解痉散，缓解孩子腹痛。在腹痛缓解之后使用脾胃散调理中焦胃火，降低胃气上逆熏蒸咽喉的程度，直到脾胃功能好转、腹部不涨、舌苔恢复正常。此时若扁桃体依然红肿，开始使用上清散治疗扁桃体红肿。

单一的肠系膜淋巴结炎引起的腹痛最为常见，治疗原则和思路也比较简单，但是若同时伴有多种症状，应先解决急症，即腹痛问题。

用药：解痉散、脾胃散、上清散。

治疗过程：灸3天休1天。第1天使用解痉散脐灸后患者腹痛症状明显减轻，没有任何不适现象。第2天开始使用脾胃散调理胃肠功能、减轻胃气上逆熏蒸咽喉，一直到胃火消除为止。当胃火症状，比如舌苔厚黄、下眼睑红肿、面色黄、口气重等较为明显的症状消失时，开始使用上清散治疗扁桃体肿大。对于经常患肠系膜淋巴结炎的患者，可以使用解痉散做日常保健。

六、小儿咳嗽

1. 基本情况

孩子8岁。家长主诉：咳嗽，有痰，腹痛，厌食。

2. 症状

苔厚黄，面色暗黄，腹胀，唇红，舌红、芒刺多，手足心热，咽红。

3. 问诊

晨起口气重、食欲差、咳嗽较多，白天也咳嗽，过食油腻、不易消化的食物，小便黄，无其他并发症，平时不爱喝水。

4. 病因

本病是孩子过食油腻、不易消化的食物导致的，食物长时间停留于胃，食积化热。再加上孩子不爱喝水，体内阴液不足，胃火过旺影响于肺，胃气上逆熏蒸咽喉，继而引发咳嗽。

此外，食积产生胀气，导致晨起食欲较差。

5. 治疗

治疗思路：先从根源上着手，用脾胃散提高胃肠功能，降胃火，做到舌苔恢复正常、口气不重为止。如果此时咽喉依然红肿，再使用上清散解决咽喉红肿的问题。

用药：脾胃散、上清散。

治疗过程：本病生病时间较短，属实证。第1天使用脾胃散调理中焦脾胃，舌苔情况好转，由苔厚黄变为苔厚白，腹胀、口气开始减轻。第3天变薄白苔，口气消失，咳嗽减轻，嗓子依然红肿，食欲恢复。第4天开始更换为上清散。第5天咳嗽不多，咽喉微红。由于孩子是因为脾胃功能虚弱，建议再使用脾胃散灸1~2天，有助于病后体质恢复。

辅助疗法：每天多喝温开水，补充体内津液。

七、尿频

1. 基本情况

孩子5岁。家长主诉：最近孩子说尿痛，尿道口红肿，小便频繁。

2. 症状

舌苔黄腻，唇红，舌红，口水黏腻，口气重，眼屎干黄，目赤，手足心热，尿道口红肿。

3. 问诊

脾气暴躁，小便次数多、量少、味重、色黄，大便粘马桶，爱吃油腻食物。

4. 病因

孩子饮食结构不合理，食积化热，引起脾胃湿热。儿童肝常有余，又因脾胃阴虚火旺牵连其他脏腑，导致肝火更旺、肝胆湿热，所以小便频繁、量少。

5. 治疗

治疗思路：使用脾胃散的目的是调理脾胃，断绝上火来源。当脾胃湿热症状解除后再使用止遗散，尿道口红肿才能立即好转。

如果只有单一的肝胆湿热现象，可以直接使用止遗散。如果出现多种症状，需找到导致肝胆湿热的根源，从根源开始着手调理，否则不但达不到效果，而且容易反复。

用药：脾胃散、止遗散。

治疗过程：本病生病时间较短，属实证。第1天使用脾胃散调理中焦脾胃，舌苔情况好转，由苔厚黄变为苔厚白，口气减轻，小便颜色变淡，但尿道口依然红肿，小便次数多、量少。第3天变薄白苔，口气消失，大便不再黏腻，说明脾胃湿热有所好转，小便颜色变淡。第4天换为止遗散。第5天小便时疼痛感减轻，小便微黄，尿道口微红。第6天小便时无疼痛感，小便正常。由于这是脾胃湿热导致的，建议使用脾胃散再灸1～2天，有助于病后体质恢复。

第二节　成人临床病症分析

一、月经先期

妇女月经周期提前7天以上，月经周期不足21天，甚至10余天1次，连续2个周期以上者，为月经先期，亦称经期超前或经早。本病相当于西医的排卵型功能失调性子宫出血病的黄体不健和盆腔炎症所致的子宫出血。

月经先期伴月经过多可进一步发展为崩漏。主要机制是冲任不固，经血失于制约，月经提前而至。

1. 脾气虚证

案例一：气阴两虚肝阳亢，养阴补气兼制阳

于某某，女，23岁。

初诊（8月4日）：月经先期，约20天1次，已有3个月，本次月经于昨日来潮，头晕纳差，舌苔淡黄，根垢边刺。

辨证：气血不足，冲任失调。

治则：补气养血，兼调冲任。

用药：肠胃散。

配穴：脾俞、胃俞、中脘、足三里、涌泉。

复诊（8月7日）：行经4天，月经已净，惟感头晕，午后头痛，胃纳呆滞，二便如常，舌苔淡黄腻。

治则：益气以健胃，养阴以制亢阳。

用药：肠胃散。

配穴：中脘、足三里。

复诊（8月30日）：少腹胀坠，午后低热，微觉胃寒，遍体酸痛，口干，胃纳渐增，舌苔根黄腻，舌质微红。

治则：营卫不和，宜先和营卫，佐以理气调经。

用药：理经散。

配穴：中脘、三阴交。

复诊（9月6日）：月经于9月3日至，量一般，色红，有小血块，腹部胀坠，口干喜饮，头晕少寐，舌苔根黄垢。

治则：育阴潜阳。

用药：暖宫散。

配穴：子宫穴、三阴交。

案例二：心脾两虚肝失泄，补气健脾兼疏肝

张某，女，39岁。

初诊（1月23日）：月经先期，周期15～20天，7天净，量较多，色鲜红，有血块。上次月经于1月9日来潮，5天净。平时夜寐多梦，舌苔白腻。

辨证：心脾两虚，冲任不固。

治则：补心脾，固冲任，理气血。

用药：理经散。

配穴：脾俞、命门、内关。

复诊（2月12日）：于2月7日来潮，量较前略少，月经周期得以正常，今日行经第5天，将净。曾于经前1周鼻衄1次，出血不多，有时心慌，舌苔白腻，舌边有齿痕。

治则：补气健脾，养阴清热。

用药：肠胃散。

配穴：中脘、足三里。

复诊（2月19日）：上次月经2月7日来潮，7天净，量较前稍减少，心慌亦见好转，夜寐依然多梦，舌苔薄腻，舌边有齿痕。

治则：健脾、宁心、益肾。

用药：理经散。

配穴：肾俞、内关、太溪。

复诊（3月1日）：脐灸后，诸羔均见减轻，舌苔黄腻，舌边有齿痕，仍从前法。

复诊（5月7日）：脐灸后，月经周期正常。上上次月经3月17日来潮，7天净。上次月经4月14日来潮，8天净，量较多，色正常。最近5天中，鼻衄3次，量较多。自觉月经周期规律时有鼻衄；不规律时则无鼻衄，即感乳房胀痛，白带较多，舌苔薄腻，边有齿痕。

治则：补气养阴，佐以清热。

用药：理经散。

配穴：合谷、太冲，配以颈肩、肝俞、胆俞刮痧。

复诊（5月21日）：此次月经延后7天，于5月20日来潮，量多色正。腹痛腰酸，经前乳涨，舌苔薄白。

治则：健脾、疏肝、益肾、化瘀。

用药：暖宫散。

配穴：子宫穴、三阴交。

案例三：脾虚夹湿经量多，补气健脾固冲任

李某某，女，30岁。

初诊（4月23日）：工作与家务烦劳，饮食渐差，腹胀胸闷。月经先期，量多期长，色淡带下，腥臭如脓，少腹长期疼痛。每次行经往往提前10日以上。肢体倦怠，面色㿠白，舌质淡红。心累，动辄悸动。

诊断：月经先期，量多带下。

辨证：心脾气虚，湿热蕴结下焦，冲任失固。

治则：益气清湿，佐以调冲。

用药：暖宫散。

配穴：阴陵泉、承山。

复诊（5月15日）：脐灸6天，月经血渐止，但仍淋漓。

白带减少，少腹痛缓，略显隐痛。精力好转，食欲渐增。胸闷消失，心累减轻。工作时不感气紧。舌薄白，舌质淡红。

用药：肠胃散。

配穴：命门、膻中、涌泉。

复诊（6月2日）：精力恢复正常。尚有些白带，已无腥味。日后脐灸保健调理。

案例四：脾衰精亏经先期，健脾补中固命门

李某，女，26岁。

初诊（10月14日）：月经提前，周期一般为21～23天，甚至1个月2次，量多，色淡，质稀。平时易感冒，纳差，白带偏多，腰膝酸软。舌质淡红。

辨证：脾气虚。

治则：补脾益气，摄血调经。

用药：肠胃散。

配穴：命门、中脘、三阴交。

复诊（10月22日）：此次月经周期为28天，量、色正常。腰酸明显减轻，纳食增多，白带基本正常，自感精力好转，全身有力。

2. 肾气虚证

案例：脾虚经先阴血耗，健脾补肾佐养阴

聂某某，女，42岁。

初诊（6月8日）：月经先期9年，周期为15～20天，7～15天净，色黑量少。当年2月中旬劳累后出血，延续3个月之久，量中等。近来神倦腰痛，时觉口干，大便秘结，舌苔微剥、中黄边白。

辨证：气虚两阴，冲任不固，膀胱气化失宣。

治则：补气阴，强冲任，兼通膀胱气化。

用药：理经散。

配穴：肾俞、八髎、中极。

复诊（6月30日）：本次月经于6月25日来潮，仅提前4天，量少色红。腹胀腰酸，夜来失寐。舌苔薄白中剥，舌边有齿痕。

治则：补脾益肾，疏肝宁心。

用药：肠胃散。

配穴：脾俞、胃俞、命门、神门、太溪。

3. 阴虚血热证

案例一：阴虚火旺经先至，补气养阴助摄血

秦某某，女，38岁。

初诊（5月1日）：近1年来行经超早，量多色淡。平时胸闷心宕，腰酸肢楚，精神疲乏，面色萎黄不华。颧部稍有淡红，眼睛无神。每逢经期，精神疲乏，心烦不安，心宕失眠。舌质红，苔微黄，舌尖有细微碎痕。

辨证：阴虚火旺，经水先期。

治则：养阴，清虚热。

用药：肠胃散。

配穴：命门、中脘、太溪。

李某，女，14岁。

初诊（3月1日）：12岁月经初潮，开始时经期不准，半年后月经先期，每次提前10多天，量多色红，有少量血块。曾经治疗后好转，近4个月又出现月经先期量多，每次均提前10多天。舌红。

辨证：阴虚血热，冲任不固。

治则：养阴清热，固摄冲任。

用药：肠胃散。

复诊（4月26日）：月经周期正常，经量仍多。月经来潮第一天下腹胀痛，痛时恶心、头晕，舌质淡。

辨证：肾阴不足，阴虚有热。

治则：气滞血瘀，以疏肝理气为法。

用药：肠胃散。

配穴：太溪。

女，张某某，47岁。

初诊（6月23日）：最近两年每次月经提前7～10天，行经7～15天，血量时多时少，色红有块，经前头痛、头晕，伴有恶心、烦躁易怒、少寐多梦。平时自觉下午发热、胸胁苦满、五心烦热、口干、便结、腰酸腿软。血压正常，曾患盆腔炎，舌质淡红。

辨证：肝肾阴虚，血热肝旺。

治则：滋阴补肾，清热平肝。

用药：肠胃散。

配穴：脐灸前心俞、膻中刮痧，再灸命门、太溪。

复诊（7月28日）：头痛、头晕、心烦气躁减轻。7月13日，月经来潮，行经5天。少腹两侧疼痛，白带量多，舌质暗红。

复诊（9月25日）：诸症均减轻。月经周期正常，分别于7月13—17日、8月16—22日、9月14—16日3次按期行经。

为巩固疗效，时常脐灸。

案例四：火旺水亏经提前，清经汤加味调之

张某，女，17岁。

初诊（12月8日）：于12岁月经初潮，周期为31天，6天净，色淡量少、夹血块，经期少腹痛。自今年8月开始，半个月为1个周期，行经量少、色暗、黏稠，无腰腹疼痛。舌红，苔灰薄。末次月经于12月6日来潮。

辨证：阴虚有热。

治则：滋阴清热，凉血止血。

用药：肠胃散。

配穴：阳陵泉、太溪。

复诊（1月2日）：12月22日晚有少量血性阴道分泌物，色暗，无腰腹疼痛，便秘，清晨神疲。舌红，苔薄黄。

用药：理经散。

配穴：太溪。

复诊（2月3日）：末次月经于1月8日来潮，7天净，前3天量极少，后4天量中等，色深红，无腰腹疼痛。面色黄，面部痤疮，纳少，精神尚可，大小便正常，白带量多、色白，无阴痒。舌红，苔灰黄。

继续按以上方法治疗。

复诊（2月17日）：末次月经为2月7—10日，量少，色暗，无腰腹疼痛。面色及面部痤疮较前好转，精神尚可，夜寐多梦，清晨有腹胀感，纳可，小便黄，大便每日1次，较干。舌暗红，苔灰黄。

用药：肠胃散。

案例五：阴虚内热精亏少，养阴清热固冲任

张某，女，46岁。

初诊（12月3日）：两年来月经提前，周期为21～23天，色鲜红，量逐渐减少，近期仅行经1天即无，伴心烦、失眠、耳鸣、腰酸、口干咽燥、手足心热。舌红绛，苔少。B超显示，子宫体积增大。

辨证：阴虚血热，水亏火旺。

治则：滋阴清热，调经止血。

用药：理经散。

配穴：命门、关元、足三里、太溪。

复诊（12月16日）：昨日月经来潮，量仍偏少，心烦、咽干已除，睡眠明显好转，惟腰酸耳鸣时作，此乃久损及肾、真阴不足所致。

用药：暖宫散。

配穴：命门、八髎、关元、太溪。

4. 肝郁化热证

案例一：血热气滞经先至，清热凉血清经汤

赵某某，女，24岁。

初诊（9月3日）：既往月经正常。近3个月来，月经先期，每次提前10余日，量多、色紫、质稠且有血块。经前腹胀痛、腰痛、心烦急躁。末次月经于8月30日来潮。舌质微红，苔薄白。

辨证：血热气滞，热迫血行。

治则：清热凉血，理气调经。

用药：先用肠胃散（1个疗程），而后用理经散。

配穴：子宫穴、三阴交、太溪。

案例二：肝郁化热久损肾，清热凉血兼补益

韦某，女，31岁。

初诊（1月30日）：结婚三年未育，常以续嗣为念。1年来，月经颜色紫红，时夹血块，量一般。素多白带，间或色黄。刻诊正值经期，腰酸背痛，小腹胀坠，头晕，心烦，口干不欲饮，舌红少津。

辨证：肝郁化热，蕴伏于血分，热迫血行，久损及肾。

治则：清热凉血，兼益肝肾。

用药：暖宫散。

配穴：子宫穴、阴陵泉、承山、太溪。

复诊（2月20日）：诸症均减轻。昨日月经来潮（距上次月经20天），血块较既往减少，小腹胀坠感亦减轻，白带已少，心烦、头晕悉减，惟血量仍多，膝胫酸软。舌红少苔。

继守原意，并加重补益肝肾之品。

二、月经后期

月经周期延后7天以上，甚至3～5个月一行，经期基本正常，称为月经后期，亦称经期错后、经迟。本病相当于西医的月经稀发。

月经后期如伴经量过少，常可发展为闭经。主要发病机制是精血不足或邪气阻滞，血海不能按时满溢，遂致月经后期。

1. 血虚证

案例：营血不足冲任虚，益气补血调冲任

张某，女，32岁。

初诊（5月27日）：月经后期，以往月经量多，体力渐衰，动辄气紧乏力，自汗。胸闷乳涨，月经量逐渐减少、色淡。面色萎黄，头眩心悸。舌淡苔少。

辨证：气血两虚，冲任虚损。

治则：补养气血，调益冲任。

用药：肠胃散。

配穴：脾俞、胃俞、中脘、足三里、三阴交。

复诊（6月12日）：精神明显好转，自汗消失，头眩心悸减轻，上月月经正常。但食欲较差，有少量白带。腹微胀，舌淡白，有薄苔。

用药：理经散。

配穴：脾俞、胃俞、中脘、足三里、太溪。

复诊（7月10日）：月经已来，量正常，色红，带污。精神、体力、饮食都与正常时无异，但腹微胀而隐痛，苔薄白，舌质淡红，似有血复气虚挟滞。

治则：益气固冲，略予化滞通络。

用药：暖宫散。

配穴：子宫穴、三阴交。

复诊（8月15日）：已怀孕。停止一切灸。

2. 肾虚证

案例一：肾虚血亏气滞留，补肾养血奏效快

吴某，女，23岁。

初诊（7月1日）：结婚2年未育，身体素虚，经事常2个月一行。头眩腰酸，肢软神弱，兼有白带。瘀下颇多，腰酸殊甚，精神疲乏。舌淡，苔薄白。

辨证：肾气不足，血虚气滞。

治则：固肾理气，调经养血。

用药：肠胃散。

配穴：命门、中脘、足三里、太溪。

案例二：肾虚血亏经稀发，补肾益气调经血

李某，女，24岁。

初诊（4月10日）：3年前于经期受寒凉以后，月经周期后错，一般3个月至1年来潮1次，且量少，色黑，行经1～2天。经期腰腹隐痛，平时疲乏无力，腰酸，舌质淡。

辨证：肾虚血亏，寒伤冲任。

治则：益肾养血，温经散寒。

用药：理经散。

配穴：命门、八髎、子宫穴、承山、涌泉。

3. 肝郁证

案例一：肝脾不和

王某，女，29岁。

初诊（6月2日）：月经不调已有14年。15岁初潮，月经不规律，周期为3个月，15天净，血量多，伴下肢痛。曾经治疗一个阶段，治疗后月经较规律。26岁时曾流产2次，均是妊娠3个多月时，之后月经不规律至今。现月经周期45天至4个月，5天净，经前乳房胀痛，腹胀，泛恶呕吐，纳差，经后稍减。

辨证：肝胃不和，气失调达，气滞则血亦滞。

治则：疏肝和胃，以疏气机。

用药：肠胃散。

配穴：合谷、太冲、阳陵泉。

复诊（7月7日）：经用疏肝调气之法，乳房胀痛已愈，月经逾期2周未至。经常泛恶，舌苔薄腻、中微剥。

治则：养血调经，兼和肝胃。

用药：理经散。

配穴：中脘、足三里、三阴交。

案例二：肝郁气滞阻冲任

陈某，女，40岁。

初诊（6月18日）：平素月经规律，3～4天净，24～25天1个周期，量多，有血块，无痛经。上次月经于4月10日来潮，3天净，量少，至今月经未来潮。月经前双乳胀痛，腰背不适，腿疼，头昏痛，时有腹胀，大便干结，一天一行。白带量中、色黄、有异味，阴痒。舌红，苔黄。

辨证：肝郁气滞。

治则：疏肝、理气、调经。

用药：理经散。

配穴：合谷、太冲、命门、足三里、承山。

复诊（8月18日）：月经2月余未至，后于7月5日来潮，持续5天，经期腹痛难忍，至排出肉样物后痛势得减，血量较多，色红无块，现月经已过，仍有泛恶干呕，腹部隐痛，舌苔薄白、微垢。

辨证：肝气上逆，胃气不和。

治则：疏肝和胃，活血化瘀。

用药：暖宫散。

配穴：子宫穴、地机、三阴交。

复诊（9月8日）：经期腹部胀痛明显减轻，乳房未胀，腰亦不酸。继续做脐灸调理。

4. 寒凝证

案例：寒克冲任经推后

石某，女，27岁。

初诊（2月15日）：近期每次月经错后10天，经血量多、有块。平时小腹冷痛，喜热畏寒，面色苍白，小便清长，婚后3年未育。舌暗红，苔白。

辨证：寒克冲任。

治则：温经散寒，活血调经。

用药：暖宫散。

配穴：肾俞、命门、子宫穴、足三里。

5. 痰阻证

案例一：气滞血瘀痰湿阻

李某，女，22岁。

初诊（10月7日）：近4年来，月经稀发，一般约3个月至半年行经1次，有时需经人工干预始能来潮，经量少、色黑、质稠，行经1～2天。平素自觉身热喜冷，身体逐渐发胖（体重93.5千克），食少痰多，四肢疲乏，有时头晕，小腹有时胀痛，食纳尚好，二便自调。舌质暗红。

辨证：脾湿痰阻，气滞血瘀。

治则：除湿化痰，活血调经。

用药：肠胃散。

配穴：脾俞、中脘、阴陵泉、承山。

复诊（10月26日）：痰多、气短、乏力、头晕等症均减轻。但仍未来月经。

复诊（10月30日）：月经来潮，量增多。

连调三月，月经均能按时来潮，量增、色红。

案例二：痰湿瘀滞冲任亏，健脾疏肝兼调经

莫某，女，31岁。

初诊（6月5日）：4年前9月及3年前7月先后2次流产，每次均行清宫。后开始经行错后50～70天，量中等、色紫黑、有块，经行淋漓不畅。如用激素治疗，则超前3～5天。经前乳房胀痛，阴道疼肿。平时头晕，少量带下，白带色白、质稀，两侧少腹隐痛，按之则舒。胃纳、二便正常。苔薄白。

辨证：冲任亏损，痰湿瘀滞。

治则：健脾疏肝，养血调经。

用药：肠胃散。

配穴：中脘、阳陵泉、三阴交、太冲。

复诊（6月10日）：脘腹舒适，少腹不隐痛。

复诊（6月17日）：除腰痛之外，余无不适。苔薄白。拟加重温养之品。

复诊（6月24日）：月经来潮，色量均佳，除腰微胀之外，余无不适。以补气养血为主。

三、月经先后无定期

月经周期或前或后1～2周，称为月经先后无定期，又称经水先后无定期、经乱。本病相当于西医的排卵型功能失调性子宫出血引起的月经不规则。青春期初潮后1年内及更年期月经先后无定期者，如无其他证候，可不予治疗。

月经先后无定期若伴有经量增多及经期紊乱，常可发展为崩漏。主要机制是冲任气血不调，血海蓄溢失常。

1. 肝郁证

案例：血虚肝郁经错乱

刘某，女，34岁。

初诊（6月1日）：流产体虚，经期先后无定，上次迟10日而行，行则量少即止，隔10日又复行。胸闷腹胀，纳谷不香，周身骨节酸楚。舌苔薄白。

辨证：肝郁脾虚，气血不调。

治则：理气解郁，扶土益血。

用药：肠胃散。

配穴：脾俞、胃俞、中脘、足三里。

2. 脾虚证

案例：肝失条达脾气虚，疏肝行气化血瘀

赵某，女，42岁。

初诊（4月18日）：8个月前出现月经推迟，最长推迟2~3个月，需经甲羟孕酮治疗方来潮。治疗后，月经周期延长10余天。近2个月月经提前来潮，但量少、色淡红，无腹痛，来潮1天即止，伴心烦，急躁易怒，夜寐易醒、不易入睡，背部及下肢怕凉酸困，食欲尚可，大便3~4天1次。舌质淡稍红，舌体稍胖大，舌苔薄黄。

辨证：脾虚肝郁之乱经。

治则：健脾疏肝，清心豁痰，活血。

用药：肠胃散。

配穴：合谷、太冲、脾俞、足三里。

刮痧：肝胆区、胆经。

复诊（5月3日）：2个疗程后，心烦急躁减轻，已不失眠，痰火渐清，心神渐安。惟月经仍未来潮，白带量多。

辨证：肝郁日久，气滞血瘀；且木旺克土，脾虚生湿。

用药：理经散。

配穴：脾俞、阴陵泉、承山。

复诊（5月11日）：1个疗程后，月经已来潮，但初呈咖啡色，行经时腹痛，可见血瘀渐活，血行渐畅；惟白带仍多，示湿象仍存。配穴以增强利湿止带之力。

用药：暖宫散。

配穴：子宫穴、阴陵泉、三阴交。

3. 肾虚证

案例：肝肾亏损禀赋虚，温肾暖肝养冲任

林某，女，26岁。

初诊（6月10日）：18岁时月经初潮，之后周期、色量基本正常。于去年"五一"时结婚，后服避孕药，经行紊乱，前后不定，量多少不一，经色紫暗、夹块，经行时少腹、小腹疼痛剧烈。自今年1月起停服避孕药，经行时少腹、小腹不痛，但经期仍错后1周左右，量中等，第一天色暗，第二天色淡红，伴头晕、腰酸，余无不适。苔薄白、舌质淡红。

辨证：肝肾气虚，胞宫寒冷。

治则：温肾暖肝，补养冲任。

用药：暖宫散。

配穴：命门、八髎、子宫穴、太溪。